Bernhard J. Schmidt

Klartext kompakt

Autismus

Flucht oder Kampf

Neue Perspektiven auf
herausforderndes Verhalten

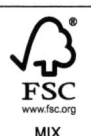

Bernhard J. Schmidt

Klartext kompakt

Autismus

Flucht oder Kampf

Neue Perspektiven auf
herausforderndes Verhalten

© 2018 Bernhard J. Schmidt
Oberwarmensteinach
Alle Rechte vorbehalten

ISBN: 978-3748108382

Herstellung und Verlag:
BoD – Books on Demand, Norderstedt.

Bibliografische Information der Deutschen Nationalbibliothek:
Die Deutsche Nationalbibliothek verzeichnet diese Publikation
in der Deutschen Nationalbibliografie; detaillierte bibliografische
Daten sind im Internet über http://dnb.dnb.de abrufbar.

Inhaltsverzeichnis

I. VORWORT

Auch das vorliegende Buch verlässt, so wie schon die
vorherigen Bücher, die bisherige rein beschreibende, also
phänomenologisch-deskriptive Sicht. Diese ist in den
letzten 50 Jahren nicht wesentlich über die Beschrei-
bungen von Hans Asperger und Leo Kanner hinaus
gekommen. Immer noch werden diese beiden Pioniere
ausgiebig zitiert und es wird versucht, aufbauend auf
diesen – trozt aller Verdienste – antiquierten Perspektiven
nicht nur Autismus und herausforderndes Verhalten von
Autisten zu verstehen, sondern auch Interventions-
möglichkeiten aufzuzeigen.

Den folgenden Ausführungen dagegen liegt eine
einheitliche sozialpsychologische und entwicklungsdynamische Theorie zugrunde, die schon an anderer
Stelle ausgiebig dargestellt wurde [Schmidt, B.J. 2015/1,
2015/2 ...].

Diese überhaupt erste Autismus-Theorie wirft ein neues
Licht nicht nur auf herausforderndes Verhalten von
Autisten, sondern auch auf Autismus und Interventions-
möglichkeiten insgesamt.

Autismus wird nicht mehr falsch verstanden als Krankheit, sondern im Gegenteil als Vulnerabilität, die in einem
sozio-kulturellen Umfeld zu Störungen der sozialen

Interaktion und dadurch erst in Folge zur Störung der Entwicklung führen kann.

Auch wird durch die neue Theorie ein Zweig von Autismus sichtbar, der einer auf „Muschel- und Igel-Kinder" beschränkten phänomenologisch-deskriptiven Sicht verborgen blieb – den „fight"-Typ. Diese Kinder reagieren auf Angst und Stress als Grundproblem von Autisten nicht mit „flight", also mit „Flucht" in Rückzug, Rituale und Stereotypien, sondern mit „Kampf", d.h. zum Beispiel mit ausgeprägtem Explorationsverhalten.

Die folgenden Ausführungen beruhen neben der neuen Theorie vor allem auch auf den Erfahrungen mit über 50 Familien mit autistischen Kindern im „Solidar Hotel Goldener Stern". In diesem wird ein 7-tägiger Urlaub für Familien mit (autistischen) Kindern angeboten. Im „Stern" erleben wir die autistischen Kinder und Jugendlichen mit ihren Eltern und Geschwistern eine Woche lang – und das im Zusammensein und auch im Vergleich mit anderen Kindern und ihren Familien.

Zu Gast waren sowohl frühkindliche, teilweise mutistische Kinder, die leider heute viel zu häufig aufgrund der starken Öffentlichkeitspräsenz von erwachsenen Asperger-Autisten übersehen werden, bis hin zu Asperger und hochfunktionalen Autisten aller Altersklassen. Durch das entspannte Zusammensein mit anderen Kindern in einer reiz- und stressarmen und als sicher empfundenen Umgebung ist es häufig schon nach wenigen Tagen für die anderen Gäste kaum möglich, die autistischen Kinder von den neurotypischen zu unterscheiden.

Das wohl schönste Kompliment in dem etwas mehr als einem Jahr Solidar Hotel war folgendes:

Ein autistischer Junge kam zu uns und meinte, wir hätten wohl einen guten Zauber auf den Goldenen Stern gelegt. Denn hier könne er, was ihm sonst kaum gelingt - mit anderen Kindern zusammen mit seinem Lego spielen. Und er wollte wissen, wie man denn so einen Zauber machen kann ...

Mein besonderer Dank gilt von daher den Familien mit autistischen Kindern, die bei uns zu Gast waren, und dadurch erst die im nachfolgenden ausgeführten Erkenntnisse ermöglicht haben.

II. EINFÜHRUNG

Das wesentliche Neue am Verständnis von Autismus ist, dass eine „Störung der SOZIALEN INTERaktion" nicht verstanden werden kann allein durch die Untersuchung von Autisten. Dass man also nicht nur bei diesen allein die Ursachen und Lösungen suchen sollte. Und dass auch Autisten, so wie alle Menschen, sich zum einen entwickeln können und zum anderen soziale Interaktion zu ihrer Entwicklung brauchen.

Schon der Name „Autismus" und die damit verbundene Idee, dass Autisten sich selbst genug sind, führte und führt also in die Irre.

Der Schlüssel zur Entwicklung vieler, ja beinahe aller menschlichen Fähigkeiten liegt in der sozialen Interaktion, also im Miteinander mit anderen Menschen.

Und die Probleme für Autisten entstehen dadurch, dass sie nicht in ausreichendem Maße an sozialer Interaktion z.B. in Form von Gruppenaktivitäten teilnehmen.

Entweder durch Rückzug durch den Autisten, die Abschottung durch wohlmeinende Eltern, oder aber auch durch Ausgrenzung, Mobbing und Marginalisierung.

Eine erfolgreiche Teilnahme an der sozialen Interaktion von Gruppen ist der Schlüssel zur positiven Entwicklung von Autisten.

1 Verhalten

Menschen „verhalten" sich in einer sowohl physikalischen als auch sozialen Umwelt. Das Verhalten dient dabei vor allem dem eigenen Überleben und der Reproduktion.
Dabei sind Teile von Verhaltensweisen, wie z.b. Exploration und Aggression (auf die ich noch zurück kommen werde), angeboren. Die Ausprägung dieser Verhaltensweisen wird aber durch die Teilnahme an der physikalischen wie auch sozialen Welt reguliert, also angepasst, und gelernt.
In der physikalischen Umwelt, also der Welt der Sinneseindrücke wie Sehen, Hören, Riechen, … , wird die „sensorische Integration" gelernt. Also das Verständnis und die Einordnung von Geräuschen, Gerüchen …
Durch die sensorische Integration werden die sensorischen Eindrücke versteh- und verarbeitbar.
Sie erscheinen nicht mehr ungeordnet und unverständlich und lösen deshalb nicht mehr Angst und Stress aus.
In der sozialen Welt dagegen wird, und das zu einem großen Teil unbewusst, fast alles für das Zusammenleben innerhalb einer Gruppe notwendige gelernt. Sei es die Bewertung von Ereignissen (event appraisal), welche Emotionen zu welchem Ereignis passen und in welcher

12

Intensität diese Emotionen gezeigt werden [Smith, Bond (1998)], Regeln des sozialen Umgangs, Emotionsregulation, Sprache, …

Soziale Interaktion lernen Menschen durch soziale Interaktion!

Wird also ein Mensch von der Teilnahme an sozialer Interaktion getrennt, sei es durch Rückzug oder Ausschluss, so kommt es zu einer Störung dieser Lernprozesse – und häufig dann in der Folge zu herausforderndem Verhalten.

2 Herausforderndes Verhalten

Welche Verhaltensweisen werden überhaupt bisher dem herausfordernden zugerechnet, also als solches interpretiert?
„Zum „herausfordernden Verhalten" zählen Verhaltensweisen
• mit Selbstgefährdung
- extrovertiert, also nach außen hin sichtbar wie weglaufen, sich schlagen, kratzen, beißen, sich verstümmeln, Gegenstände verschlucken
- introvertiert, also nach innen gekehrt wie soziales Desinteresse, nicht sprechen, Rückzug durch Selbststimulation, Störung des Tag-/Nachtrhythmus

• *mit Fremdgefährdung*
- *drohen, bespucken, beißen, kratzen, schlagen, jemanden zum Sex zwingen, etc.*
• *die im Zusammenleben als störend empfunden werden*
- *Kotschmieren, häufiges Erbrechen, schreien, stereotyper Umgang mit Gegenständen, Tics, lautieren, rigides Beharren auf Routine, renitentes Verhalten, in fremde Räume eindringen, keine Distanz halten, etc.*
• *die als psychisch bedingt erlebt werden*
- *Angst, Depression, Hyperaktivität, Autismus oder Psychosen, aber auch Selbst- und Autoaggression, etc.*
• *die mit Sachbeschädigung und/oder norm-abweichenden Umgang mit Gegenständen einhergehen*
- *eigenes oder fremdes Eigentum zerstören, Pyromanie, etc.*
- *zwanghafter Umgang mit Gegenständen, Dinge stehlen, verstecken oder verschlucken"*
[aus: Wege zur Teilhabe – Herausforderndes Verhalten von Menschen mit Behinderungen. Handreichung des Lebenshilfe-Landesverbandes Bayern 2017]

Autismus als solcher und die damit häufig einher gehenden Verhaltensweisen werden also per se als herausforderndes Verhalten verstanden – und durch eine

Diagnose zudem als geradezu unausweichlich und nicht beeinflussbar festgeschrieben.

Das ist falsch!

In einem späteren Kapitel wird die zitierte Aufzählung unter der neuen Perspektive korrigiert werden.

3 „Probleme" mit herausforderndem Verhalten

Die Abgrenzung und das Verständnis von herausforderndem Verhalten sind prinzipiell, also nicht nur im Bereich von Autismus, begleitet von etlichen Problemen.

3.1 Es kann Teil einer adäquaten aber auch einer gestörten Entwicklung sein.

Auch wenn dies in einer weichgespülten Wohlstandsgesellschaft kaum wahrgenommen werden kann oder möchte, so gehören Aggression und Exploration fest zum Verhaltensrepertoire nicht nur von Menschen, sondern überhaupt von Säugetieren und anderen Lebewesen. Exploration und Aggression dienen dabei der Erkundung und Verteidigung von Territorium, Nahrung, Sexualpartnern …Gleichzeitig dienen sie aber auch der Erkundung sozialer Strukturen und Grenzen sowie der eigenen Stellung innerhalb der Gruppe.

Konflikt und Auseinandersetzung sind also fester und notwendiger Bestandteil sozialer Interaktion!

Herausforderndes Verhalten kann somit ein normaler und notwendiger Teil einer adäquaten Entwicklung sein und in Trotz- und Pöbelphasen nicht nur während der Adoleszenz immer wieder vorkommen.

Wird dieses Verhalten, das Teil einer normalen Entwicklung ist, fälschlicher Weise als herausfordernd etikettiert, kann es in der Folge zu herausforderndem Verhalten als „self-fullfilling prophecy" (selbsterfüllende Prophezeiung) kommen!

Auf der anderen Seite kann herausforderndes Verhalten aber auch Ausdruck einer gestörten Entwicklung sein, in der z.B. die sensorische Integration, Emotionsregulation … nicht ausreichend gelernt wurden.

3.2 Es kann psychische wie auch physikalische und soziale Ursachen haben.

Die Ursachen für herausforderndes Verhalten können vielfältig sein. Um wenigstens ein bisschen Klarheit zu schaffen, sei zwischen physikalischen, sozialen wie auch psychischen Ursachen unterschieden.

3.2.a Physikalische

Durch die mit Autismus häufig einhergehende
Hypersensibilität und Reizfilterschwäche kann es
aufgrund z.b. einer Reizüberflutung (Overload) zu einem
Meltdown, also einem Versagen aller Regulationsmechanismen kommen. Mit der Folge von unkontrol-
liertem Verhalten wie Schlagen, Beißen, Spucken ... .
Doch auch „sensorische Integration" kann und muss
durch Teilnahme am physikalischen wie sozialen Leben
gelernt werden. Auch von Autisten!
Das Abschirmen von Autisten von der Umwelt ist zwar
gut gemeint, aber letztlich kontraproduktiv. Sinnvoll
dagegen ist es, die Auseinandersetzung mit der Umwelt
im Bereich der Belastungsbalance zu halten. [Ganz, A.;
Schmidt, B.J. (2016)]

3.2.b Soziale

Im Bereich der sozialen Ursachen wiederum muss
zwischen passiven und aktiven unterschieden werden.
Bei den passiven Ursachen wird die soziale Umwelt in
ihrem (häufig irrationalen und gruppenabhängigen)
Verhalten nicht verstanden. Daraus können Angst und
Stress entstehen und als mögliche Folge herausforderndes

Verhalten. Und zwar in Form von „Flucht" durch den Rückzug in Stereotypen und Rituale, Autoaggression … Oder aber eben auch durch „Kampf" in Form von starker Exploration, um die Umgebung auf mögliche Gefahren hin zu untersuchen, sowie Aggression gegen andere …

Es greift viel zu kurz, die Ursachen für herausforderndes Verhalten, vor allem bei Autisten, nur in der physikalischen Umwelt oder beim Autisten selber zu suchen. NT-Menschen (Neurotypische Menschen – ohne Autismus) erwarten unbewusst die Teilnahme an der jeweiligen Gruppe in Form von Konformität, Imitation der Verhaltensweisen und Moden, Small-talk … Menschen, die diese Verhaltensweisen nicht zeigen, werden von der Teilnahme ausgeschlossen. Und der andauernde Ausschluss von der Gruppenkommunikation ist bereits Mobbing! [Schmidt, B.J. (2016/2)] Auch Gruppen können also, z.B. in Form von Mobbing, sozial inadäquates Verhalten zeigen. In der Folge wiederum zeigen die Opfer von Mobbing häufig herausforderndes Verhalten. Oder das Verhalten der Opfer wird als herausfordernd definiert, um das Mobbing-Verhalten der Gruppe zu rechtfertigen. [Schmidt, B.J. (2016/2)] **Mobbing gegenüber Klienten kann auch bei Pädagogen, Therapeuten, Erziehern und Pflegekräften vorkommen!**

Wenn also Autisten Amok laufen, dann sind – in aller
Regel – tiefgreifende Mobbing-Erfahrungen die Ursache,
und nicht der Autismus als solcher!

3.2.c   Psychische

Alle Menschen, egal ob „normal", geistig behindert oder
Autisten, können psychische Störungen entwickeln. Als
Folge dieser Störung kann dann wiederum herausforderndes Verhalten auftreten. Im Bereich Autismus sind
hier besonders Angststörungen (z.B. Sozialphobie),
Zwangsstörungen, aber auch dissoziative Persönlichkeitsstörungen zu nennen [Schmidt, B.J.; Ganz, A. (2016)].
Auch wenn eine differential-diagnostische Abklärung
gerade im Bereich geistiger Behinderung schwierig ist,
sollte diese aber nicht ausgeschlossen werden. Auch hier
kann eine leichtfertige Etikettierung und Zuschreibung,
dass die Ursache des herausfordernden Verhaltens allein
in der geistigen Behinderung oder dem Autismus liegt,
sehr hinderlich sein.

3.3   Es unterliegt der Interpretation

„Herausforderndes Verhalten" findet innerhalb der kulturhistorisch bedingten sozialen Umwelt statt und wird
durch diese definiert. Was in einer Kultur als heraus-

19

fordernd gilt, kann in einer anderen Kultur als normal angesehen werden.

Wird in unserem Kulturkreis z.B. der Blick in die Augen, das Handgeben und Zeigen von Gefühlen erwartet, gilt in Japan das Gegenteil.

Die Interpretation des Verhaltens eines Menschen hängt zudem stark von der Zugehörigkeit zur jeweiligen Gruppe ab. Die gleiche Handlung, die für akzeptierte Gruppenmitglieder als „cool" angesehen wird, kann bei Außenseitern als herausfordernd gewertet werden [Schmidt, B.J., Döhler C. u. D. (2017)].

3.4   Verschiedene Perspektiven

Was aus der Perspektive der Gruppe als „herausfordernd" interpretiert wird, ist aus der Perspektive des Autisten oft sinnvoll, wenn auch nicht immer zielführend.

Es ist ein Grundfehler vieler sogenannter „Therapien" der letzten Jahrzehnte, Autisten die aus Autisten-Perspektive notwendigen und sinnvollen Verhaltensweisen abtrainieren zu wollen.

Doch Stimming, Rituale und stereotype Verhaltensweisen, aber auch Exploration und Aggression haben häufig ihre Ursachen in Angst und Stress, und dienen dem Abbau dieser.

In einer technisierten Wohlstandsgesellschaft ist aus autistischer Sicht sowohl die physikalische Umwelt als auch das Verhalten von NT-Menschen eine permanente Herausforderung!

Zum einen wegen der mit Autismus häufig einher gehenden Hypersensibilität und Reizfilterschwäche. Zum anderen weil sich NT-Menschen nicht so bewusst, rational und autonom verhalten, wie sie gerne annehmen. NT-Menschen verhalten sich zu einem großten Teil unbewusst, irrational und gruppenabhängig. Wir werden darauf zurück kommen.

3.5   Verschiedene Ausprägungen

Eine weitere Schwierigkeit bei der Identifizierung von herausforderndem Verhalten und der Planung einer Intervention ist, dass auch bei ein und derselben Person

- eine Ursache (physikalisch, psychisch oder sozial) zu verschiedenen herausfordernden Verhaltensweisen führen und
- das gleiche herausfordernde Verhalten verschiedene Ursachen haben kann.

21

Praxisbeispiel: Luis, 7 Jahre alt, frühkindlicher, kaum sprechender Autist,

Luis hatte das Werfen mit Gegenständen für sich „entdeckt". Er zeigte dies bei fast allen, noch im weiteren ausgeführten, möglichen Ursachen.

Einmal war es einfach ein Impuls, und es fehlte an der notwendigen Impulskontrolle.

Dann wieder war eine fehlende Frustrationstoleranz, die Ursache für das Werfen z.B. mit dem Salzstreuer.

Aber auch wenn die Mutter sich z.B. mit mir unterhielt und er nicht die volle Aufmerksamkeit hatte, warf er um sich. Denn er hatte gelernt, dass er bei Fehlverhalten immer die volle Aufmerksamkeit erhält.

Manchmal war es aber auch einfach Pöbeln, um die Grenzen seines Handelns auszutesten.

III. AUTISMUS

Stellen Sie sich vor, ein Anthropologe (Menschen-
forscher) vom Mars landet durch Zufall in einer
Chirurgischen Abteilung eines Krankenhauses.
So bekommt er den Eindruck, dass alle Menschen einen
Verband oder Gips an irgendeiner Stelle haben.
Menschen ohne Verband und Gips werden von diesem
Marsianer nicht als solche erkannt.
Vor dem gleichen Problem steht die Autismus-Forschung.
Autismus wurde zuerst an Kindern beobachtet, die
aufgrund verschiedener, noch zu beschreibender Faktoren
gewisse Störungen aufwiesen.
So wurde und wird Autismus bis heute als Krankheit
angesehen. Autisten, die keine Störungen entwickelt
haben, wurden und werden nicht als solche wahrge-
nommen.
Die Definition von Autismus geht bis heute nicht über die
Grenze einer Diagnose hinaus, die eine Störung, letztlich
in Form von herausforderndem Verhalten, voraussetzt.

**Autismus ist KEINE Krankheit, KEINE Störung und
auch KEINE Behinderung.
Autismus ist eine Vulnerabilität innerhalb eines
kultur-historischen Umfelds.**

Auf der einen Seite gibt es Erwachsene, die normal und in die Gesellschaft integriert leben, ohne Diagnose, ohne herauforderndes Verhalten – und "trotzdem" Autisten sind.

Auf der anderen Seite erleben wir im Solidar Hotel immer wieder Kinder, die alle typischen Merkmale von Autisten z.B. im Spielverhalten zeigen, aber normal entwickelt sind. Auch hier würde es zu keiner Diagnose kommen, weil weder ein Leiden noch eine Entwicklungsstörung festzustellen wäre.

Hinzu kamen historische Prozesse, die dazu geführt haben, dass Autismus in der Forschung und im allgemeinen Verständnis statisch betrachtet wurde [Schmidt, B.J. (2017/1)]. Es wurde Autisten über 50 Jahre eine Entwicklungsmöglichkeit abgesprochen und entwicklungsdynamische Ansätze diskreditiert. **Aber auch autistische Kinder können sich entwickeln.**

Damit einher ging notwendiger Weise die falsche Vorstellung, dass Autisten sich selber genug sind, nicht kommunizieren können und wollen. Und so entstand auch das Dogma, dass sich Autisten nicht entwickeln können und von daher auch keine soziale Interaktion brauchen. Dieses Dogma wirkt bis heute – mit fatalen Folgen für Autisten.

24

Auch autistische Kinder brauchen jedoch sowohl für ihre Entwicklung als auch psychische Gesundheit soziale Interaktion.

Durch die oben genannten Punkte wurden bei autistischen Kindern vor allem nur die Defizite betrachtet, nur auf die Abweichungen wie herausforderndes Verhalten fokussiert und jegliches Verhalten als fester, unveränderbarer Teil des Autismus verstanden.

Doch auch autistische Kinder sind vor allem Kinder mit den ganz normalen Verhaltensweisen von Kindern. Mit Wut, Angst und Trotz, Explorationsverhalten inklusive des Versuchs, Grenzen auszutesten …

1 Was ist aber nun Autismus?

Verabschiedet man sich von den Irrtümern der letzten 50 Jahre und zieht die Erkenntnisse der Sozialpsychologie zu Rate, so wird sehr schnell deutlich und erklärbar, was Autismus ist.

Schon lange wurde beschrieben, dass Autisten kaum Mimik und Gestik zeigen und ihr Gegenüber nicht imitieren, sich mit Small-talk schwer tun … das sind die angeborenen, zum großen Teil vererbten und Autismus definierende Eigenschaften!

25

Die Sozialpsychologie zeigt, dass genau diese Verhaltensweisen, die Autisten nicht zeigen, der unbewussten (!) Gruppenkommunikation dienen.

Nur zu gerne nehmen sich Menschen als Individuen wahr, die unabhängig, bewusst und rational handeln.

Die Ergebnisse der Sozialpsychologie der letzten Jahre und Jahrzehnte zeichnen jedoch ein anderes Bild.

Menschen orientieren sich unbewusst am Verhalten der jeweiligen Gruppe und imitieren dieses. Diese Imitieren reicht bis hin zu motorischen Abläufen. Autisten haben häufig Schwierigkeiten mit der Motorik oder die Bewegungen sehen merkwürdig aus, da sie das Verhalten der Mitmenschen nicht imitieren.

Das Verhalten von NT-Menschen ist also viel weniger bewusst und rational, als gerne angenommen wird.

Es ist viel mehr unbewusstes und dadurch häufig auch irrationales Gruppenverhalten.

Die Orientierung an der Gruppe durch unbewusste Gruppenkommunikation dient NT-Menschen (neurotypische Menschen – d.h. ohne Autismus) als „Autopilot".

Die unbewusste Gruppenkommunikation erfolgt über genau die Verhaltensweisen, die Autisten nicht zeigen. Nämlich über Mimik, Gestik, Imitation, Modulation der Stimme, Synchronisierung … sowie Small-talk.

Autisten fehlt also die unbewusste Gruppenkommunikation und damit die unbewusste Orientierung an der Gruppe, also der "Autopilot". D.h., dass sich Autisten immer selber orientieren und entscheiden müssen. Autisten müssen selber Wahrnehmungs- und Entscheidungsstrukturen aufbauen.

Deshalb sind Autisten häufig im wahrsten Sinne des Wortes und in keiner Weise abwertend "verhaltens-originell", die Heterogenität von Autisten ("Kennst Du einen Autisten ... kennst Du einen Autisten") findet hier ihre Erklärung.

Zum anderen kostet die aktive Orientierung und die Vielzahl an zu treffenden Entscheidungen viel Zeit und Energie.

Rückzugs- und Ruhemöglichkeiten sind für die gesunde Entwicklung von Autisten von daher unabdingbar.

Viel wichtiger aber ist, dass NT-Menschen das unbewusste Gruppenverhalten als eine Art sozialer "Fell-pflege" (grooming) brauchen und somit auch vom Gegenüber erwarten. Autisten fallen ja in aller Regel dadurch auf, dass sie dieses Verhalten nicht zeigen. Doch auch wenn autistischen Kindern die "**unbewusste** Gruppen-Kommunikation und -Interaktion fehlt", bedeutet dies nicht, dass sie nicht zu "**sozialer**

Kommunikation und Interaktion" in der Lage sind. Es bedeutet auch nicht, dass sie diese nicht für ihre Entwicklung benötigen – im Gegenteil.

"Inklusion ist aber nicht einfach ein passives Dulden der Anwesenheit eines in seinem physischen oder psychischen Sein von der Norm abweichenden Menschen, sondern ein aktiver und kontinuierlicher Prozess.
Inklusion ist nicht einfach ein „dabei sein" dürfen, sondern ist immer auch eine Einladung, Aufforderung und Ermunterung zur Teilnahme an der sozialen Interaktion." [Schmidt 2016/2]

Die Förderung der Entwicklung von Autisten, egal ob Kinder, Jugendliche oder Erwachsene, führt immer über den Weg der gelungenen sozialen Interaktion.

2 Angst und Stress

Angst und Stress sind die Hauptprobleme und Gegenspieler für die Entwicklung von Autisten. Denn Angst und Stress verhindern soziale Interaktion [Dykema, Ravi (2006)]. Sicherheit und Entspannung sind also die Voraussetzungen für soziale Interaktion, da durch Angst und Stress Menschen in einen „Flucht oder Kampf"-

Modus kommen, der durch hohe Konzentrationen der
Stresshormone Adrenalin und Cortisol gekennzeichnet
ist. Die häufig anzutreffenden physischen wie psychischen Gesundheitsprobleme von Autisten sind nicht
selten auf einen dauerhaften Stresszustand zurück-
zuführen [Ganz, A.; Schmidt, B.J. (2016)].
Aber wie kommt es zu der besonderen Anfälligkeit für
Angst und Stress von Autisten?

2.1   Hypersensibilität und Reizfilterschwäche

Bei vielen Autisten findet sich, wie bereits erwähnt, eine
sensorische Hypersensibilität, d.h. dass Autisten die
Sinnesreize der Umwelt viel intensiver wahrnehmen.
Seien es Geräusche, Lichtreize … und vor allem auch
Gerüche, die einen sehr direkten Einfluss auf unsere
Emotionen haben können.
Zugleich werden, anders als bei NT-Menschen, die
störenden Reize nicht automatisch herausgefiltert, es liegt
bei vielen Autisten eine Reizfilterschwäche vor.
**Egal ob das Ticken einer Uhr, das Geschrei der
anderen Kinder in der Kita, der Geruch nach dem
Reinigungsmittel, das Flackern der Neonröhre, das
viel zu grelle Licht ... alles prasselt ungefiltert auf das
autistische Kind ein und erzeugt dadurch bei diesem
Stress.**

Doch Hypersensibilität und Reizfilterschwäche sind natürlich nur eine mögliche Begleiterscheinung von Autismus. Der eigentliche Kern ist das Fehlen des „Autopiloten" in Form von unbewusster Gruppen-kommunikation.

2.2   Anxiety Avoiding als Gruppenziel

Eine wesentliche Aufgabe von Gruppen ist die Vermeidung von Angst (anxiety avoiding). Durch gemeinsames Verhalten wird die Angst der einzelnen Gruppenteilnehmer reduziert. Doch ohne die unbewusste Gruppenkommunikation werden Autisten häufig zum einen von Gruppen und somit von der Möglichkeit des Angstabbaus ausgeschlossen.
Zum anderen verhalten sich Gruppen häufig aufgrund des "Autopiloten", der unbewussten Gruppenkommunikation, irrational. Auch dieses irrationale Verhalten von Gruppen kann bei Autisten Angst und Stress verursachen.

2.3   Folgen von Angst und Stress

Die Kombination aus Hypersensibilität, Reizfilter-schwäche und dem Fehlen des „Autopilot" führt bei Autisten häufig zu hohen Angst- und Stress-Niveaus. Als Folge davon sind, neben den bereits erwähnten

gesundheitlichen Problemen, folgende drei Verhaltensweisen zu beobachten:

2.3.a   Avoidance of change

Das Vermeiden von Veränderung und das Bestehen auf
den immer gleichen Abläufen oder z.B. Wegen ist ein
häufig anzutreffendes Merkmal bei Autisten – aber auch
bei Gruppen [Menzies Lyth, I. (1960)]. Nur fällt dieses
Verhalten, also das Vermeiden von Veränderung, bei
Gruppen selten auf, da ja alle mitmachen. Letztlich führt
das Beharren auf bekannten Strukturen und Verhaltensweisen zum Abbau von Angst – egal ob bei Gruppen oder
Autisten.
Doch das Vermeiden von Veränderung, häufig von
erwachsenen Autisten fälschlicher Weise als unab-
änderlich wenn nicht gar erstrebenswert dargestellt, steht
natürlich einer Entwicklung im Wege. Daraus folgt, dass
das Ausprobieren von neuen Wegen und Verhaltensweisen geübt werden sollte – und das zumindest am
Anfang in einer möglichst sicheren Umgebung. Und auch
nur dann, wenn beim autistischen Kind noch genug
Energie vorhanden ist.

2.3.b   Insistence on sameness

Das Bestehen auf den immer gleichen Abläufen, auch
z.B. beim Spielen, ist natürlich die Kehrseite der
Vermeidung von Veränderung. Die immer gleichen
Rituale und Abläufe sind vertraut und geben dadurch
Sicherheit in einer als unsicher und häufig als nicht
verstehbar erscheinenden Welt.

2.3.c   Aggressives Verhalten

Leben bedeutet den andauernden Kampf gegen den
automatischen Prozess des Verfalls unter Aufwendung
von Energie.
Um das Über-Leben zu sichern, finden sich einige
Grundstrategien bei Lebewesen im Allgemeinen.
Es sind vor allem die Suche nach Futter (Energie) und
(sexuelle) Vermehrung. Um diese Prozesse zu sichern,
kommen als „Hilfsdienste", ohne Anspruch auf
Vollständigkeit, hinzu:

- Explorationsverhalten (Erkundungsverhalten).
  Die Umgebung wird also immer wieder erkundet,
  um Nahrungsquellen und Sexualpartner zu
  finden.

- Aggression – um Territorium, Nahrung und Sexualpartner gegen Konkurrenten, und sich wie auch die Brut gegen Fressfeinde zu verteidigen.

- Stress – als physiologische Reaktion auf eine Bedrohung, um den Körper für Flucht oder Kampf zu rüsten.

- Sozialverhalten – um das (Über-) Leben in einer Gruppe zu ermöglichen.

Alle Hilfsdienste sind also erst einmal "normal" und lebensdienlich. Nicht nur das Sozialverhalten, sondern auch Explorationsverhalten und Aggression.

IV. „FIGHT OR FLIGHT" KINDER

Bisher wurde im Zusammenhang mit Autismus die Bedeutung von Angst und Stress weitgehend übersehen. Verhaltensweisen, die als Folge von Angst und Stress auftreten, wurden und werden fälschlicher Weise als Diagnosekriterium benutzt.

Doch es sind Angst und Stress, die einen entscheidenden Einfluss sowohl auf die Entwicklung als auch das Verhalten von Autisten ausüben.

Die Natur bietet aber unter Angst und Stress zwei Verhaltensweisen:

- Flucht (Flight), oder

- Kampf (Fight)

Doch nur das Fluchtverhalten in Form von Rückzug und z.B. stereotype Verhaltensweisen, Aggression gegen sich selber (Autoaggression) ... wurde mit Autismus gleichgesetzt (Stichwort "Igel-Kinder", "Muschel-Kinder"). Autistische Kinder, die dieses nach innen gerichtete Fluchtverhalten nicht zeigen, sondern auf Angst und Stress mit "Kampf" reagieren, also mit Aggression gegen andere, verstärktem Explorationsverhalten etc., wurden nur unter Schwierigkeiten als (untypische) Autisten diagnostiziert. Doch wir erleben im Solidar Hotel immer wieder autistische Kinder von dem einen wie auch anderen Typ. Alleine die Unterscheidung in den "Fight-Typ" und "Flight-Typ" ist gerade im Zusammenhang mit herausforderndem Verhalten hilfreich.

1 Praxisbeispiele

Flight-Kind: Andreas, 6 Jahre, frühkindlicher Autist und mutistisch.

Die Familie von Andreas kam mit einigem Unbehagen zu uns in das Solidar Hotel Goldener Stern, war doch der vorherige Urlaubsversuch gescheitert. Andreas hatte beim damaligen Eintreffen am Urlaubsort im Auto so geschrien und sich geweigert, das Auto zu verlassen, dass die Familie gleich wieder zurückgefahren war.

So wollten die Eltern schauen, wie lange es Andreas überhaupt bei uns im Goldenen Stern aushalten würde. Andreas war am Anfang komplett zurückgezogen und zeigte autodestruktives Verhalten (Aggression gegen sich selber) in Form von Kopfschlagen gegen die Wand. Die Familie ist die ganze Woche bei uns geblieben und hat in dieser Zeit eine AuJA-Startwoche, ein kindinitiiertes Förderprogramm (www.auja.org), absolviert.

Aufgrund des Förderprogramms wurde das Verhalten von Andreas von Tag zu Tag entspannter und offener. Negative Glaubenssätze, die häufig bei Eltern autistischer Kinder zu finden sind, wie "Andreas spielt nicht mit dem Ball", wurden von ihm immer mehr widerlegt.

Fight-Kinder: Simon, Joshua, Jonas ...
Diese Kinder sind am Anfang sehr unruhig, laufen durch das ganze Haus, explorieren jede Ecke, jedes Zimmer, jede Schublade. Da wir um die Bedeutung und Notwendigkeit für die Kinder wissen, ist im Solidar Hotel die Exploration nicht nur erlaubt – wir freuen uns darüber. Und wir sehen in der Exploration eine wertvolle Möglichkeit zum Aufbau einer sozialen Interaktion! Die Küche ist immer ein besonderer Anziehungspunkt für die Kinder – und sie dürfen diese betreten, mit der Geschirrbrause spielen, die Spülmaschine starten ... wir erklären die vielen großen Küchengeräte, auch und gerade den Kindern, denen man auf den ersten Blick die zum Verständnis notwendigen kognitiven Fähigkeiten absprechen würde. Durch die Möglichkeit, die Umgebung auf Gefahren zu überprüfen und als sicher wahrzunehmen, entspannen die Kinder dann recht schnell und zeigen in der Folge erstaunliche positive Entwicklungen.

1.1 Autismus und ADHS

Es ist vielleicht eine gewagte, aber zugleich naheliegende These, dass autistische Menschen vom "fight"-Typ zumindest häufig die Diagnose ADHS erhalten. Und umgekehrt auch Menschen mit einer ADHS-Diagnose eigentlich Autisten vom "fight"-Typ sind. Menschen mit anfänglicher ADHS-Diagnose erhalten häufig später im Leben auch eine Autismus-Diagnose.

V. HERAUSFORDERNDES VERHALTEN UND INTERVENTIONEN

Eine wichtige Unterscheidung in Bezug auf das Verständnis von herausforderndem Verhalten und möglicher Intervention ist die bereits erwähnte zwischen „flight" und „fight"-Typ.

1 Der „flight"-Typ

Der Rückzug in Stereotype, Rituale und selbstverletzendes Verhalten von autistischen Menschen ist – pädagogisch gesehen – die größte Herausforderung! Diese autistischen Menschen sind vor einer als fremd, feindlich und bedrohend wahrgenommenen Welt in ihre Innenwelt geflüchtet, bauen sich aus Ritualen und Stereotypien eine verständliche und vertraute Welt.

Es kann ein langer Weg sein, den Kindern und Jugendlichen wieder das notwendige Vertrauen und einen Zugang zurück in die Welt zu vermitteln.

Hier sei verwiesen auf das Buch „Klartext kompakt. Frühkindlicher Autismus: Verstehen = Helfen" [Ganz, A.; Schmidt, B.J. (2016)], in dem Dr. Ganz und ich die für

die „flight"-Autisten geeigneten Kind-zentrierten bzw.
Kind-initiierten Förderprogramme wie DIR/Floortime,
Son-Rise ®, AuJA und Mifne vorstellen.

1.1 Exkurs: Grenzen und Gefahren kind-initiierter Förderprogramme

So gut und geeignet die kindzentrierten Förderprogramme für autistische Kinder vom „flight"-Typ sind,
also für Kinder, die einen Kontakt mit der Welt ver-
weigern und sich komplett in ihre eigene Welt zurück
gezogen haben, so haben diese Förderprogramme doch
auch ihre Grenzen und Gefahren.

1.1.a Grenzen

Der Spielraum, in dem die Förderprogramme in aller
Regel stattfinden, ist immer eine künstliche Welt. Und
auch die Interaktion, so gut sie zur Wiederherstellung der
Kommunikation am Anfang ist, bleibt sie doch künstlich.
So sind diese Förderprogramme gut für die Anbahnung
erster Schritte der Interaktion mit Menschen. Doch
soziale Interaktion wird gelernt durch soziale Interaktion
– und die findet in der wirklichen Welt mit all ihren
Gefahren und Risiken und vor allem in Gruppen (von
Gleichaltrigen) statt.
Sind die ersten Stufen der Interaktion innerhalb des
Spielraums gelungen, wären dann weiterführende
Interventionen wie z.B. soziales Kompetenztraining als
Angebote notwendig.
Und beim „fight"-Typ, der stark exploriert, ist es wenig
sinnvoll, diese Kinder zurück in einen Spielraum zu
holen. Hier sollte die Chance ergriffen werden, die
Exploration zum Aufbau einer Beziehung zu nutzen.
Desgleichen erreichen die kind-initiierten Förder-
programme bei aggressivem Verhalten schnell ihre
Grenzen. Zu sehr wird der Aufbau einer Interaktion
angestrebt, so dass aus Angst vor einem erneuten Rück-

zug des Kindes dem aggressiven Handeln kaum Grenzen gesetzt werden.

1.1.b   Gefahren

Die größte Gefahr kind-initiierter Förderprogramme ist, die oben aufgeführten Grenzen nicht zu sehen.

So wurde z.B. einer Familie mit einem sehr aggressiven jugendlichen Autisten, der schon Jahre „Spielraum" absolviert hatte, als Lösung des Problem Aggression noch mehr Son-rise ® empfohlen. Die eigenen Grenzen wurden ignoriert und statt dessen dem Prinzip „mehr des Gleichen" gefolgt.

Zum anderen werden bei fast allen, nicht nur den kind-initiierten Förderprogrammen sondern auch z.B. bei ABA, die Eltern zu „Co-Therapeuten" gemacht. Das Verhalten der Kinder wird fortan durch die Eltern von einer „therapeutischen Metaebene" aus dokumentiert, analysiert und im Zweifelsfall mit den Kindern diskutiert („Was macht das mit dir, wenn Du den Salzstreuer wirfst?"). Eine normale Interaktion zwischen Eltern und Kind, in der auch für Konflikte Platz ist und das Kind auch einmal zurecht gewiesen wird, wird dadurch verhindert. Doch gerade die soziale Interaktion mit den Eltern – und das auf Augenhöhe, ist für die Entwicklung von zentraler Bedeutung. Auch die Eltern von autistischen Kindern sollen und müssen Eltern bleiben – und nicht „Experten in eigener Sache" werden.

Ein weiterer, teilweise auch aus finanziellen Interessen geschürter Irrtum ist der des „Viel hilft viel". Das Spielraum-Programm bestimmt dann das gesamte Leben der gesamten Familie und wird möglichst rund um die Uhr betrieben. Man hetzt von Termin zu Termin, von Therapie zu Therapie.

„Wir haben keine Freunde mehr, sondern nur noch Menschen um uns herum, die wir für ihr Mitwirken an den Therapien bezahlen. Wir haben keine Zeit mehr durch die vielen Therapien.", so eine Mutter. Doch wie soll der jugendliche autistische Sohn dieser Mutter lernen, was Freunde sind und wie man mit diesen umgeht, wenn die Eltern selber schon keine Freunde (mehr) haben?

2   Der „fight"-Typ

Explorierende Kinder vom „fight"-Typ dagegen sind zwar anstrengender, aber auch leichter anzuleiten, in dem der Explorationsdrang genutzt und in entsprechende Bahnen gelenkt wird. Einem Kind, das Exploration und Aggression zeigt, kann man notwendige Grenzen aber auch die Welt und alles, was es in dieser zu entdecken gibt, zeigen – ein Kind dagegen, das sich zurück gezogen hat in seine eigene Welt, hat sich eigene, letztlich lebensfeindliche Grenzen gesetzt.

In jedem Fall aber ist die Vermeidung von leider häufig vorkommenden Fehlinterpretationen des (herausfordernden) Verhaltens notwendig.

3   Fehlinterpretationen

Eine falsche Interpretation eines vermeintlich herausfordernden Verhaltens führt notwendig in die Irre. Leider ist gerade der Bereich der Autismus-Forschung voll von wertenden Annahmen und Begriffen, die einem Verständnis und damit einer erfolgreichen Intervention im Wege stehen.

3.1   „Weglauftendenz"

Das „Weg" bei der „Weg-Lauftendenz" ist im Bereich Autismus in aller Regel überflüssig und führt zu falschen Schlüssen.

Autisten haben sehr oft einen stark erhöhten Erregungszustand, der sich in vielen Bereichen äußern kann.

Zum Beispiel durch Zähneknirschen, eine an eine Spastik erinnernde Haltung von Armen und Händen, und eben auch durch eine „Lauftendenz", die dem Spannungsabbau dient. Das Ziel ist also nicht das „Weg", sondern das

„Laufen". Wird dies richtig verstanden, kann durch ausreichende Bewegung auch in Form von Laufen und sonstige Stressreduzierung das „Problem" beheben.
Wird der Bewegungsdrang als „Lauftendenz" verstanden, ändert sich auch die Reaktion z.B. der Eltern.

Praxisbeispiel 1
Durch die veränderte Wahrnehmung, dass ihr 17-jähriger Asperger-Sohn nicht „weg", sondern einfach nur laufen wollte, zudem so orientiert war, dass er immer wieder zurück finden konnte, reagierten die Eltern gelassen auf die langen Ausflüge des Sohnes in die Waldlandschaft des Fichtelgebirges, in der das Solidar Hotel liegt.
Es wurden keine weiteren „Suchaktionen" gestartet.

Praxisbeispiel 2
Nach dem Hinweis auf die Fehlinterpretation des „Weg"-Laufens antworteten die Eltern, sie würden bei dem „Weglaufen" bleiben, weil ihr 16-jähriger Sohn mit frühkindlichem Autismus immer zu Spielplätzen laufen würde, um dort Kindern ihre Baby-Puppen wegzunehmen, für die er ein besonderes Interesse hatte. Aber das Problem war ja auch hier nicht das Laufen, sondern das inadäquate Ziel, Kindern ihre Puppen wegzunehmen.

3.2 Weil sich das Kind anders verhält, dass es eine Intelligenzminderung hat.

Menschen erwarten, und das unbewusst, die Teilnahme am Gruppenverhalten u.a. durch Imitation und Konformität. Auch die Bewertung einer Information ist abhängig von der Zugehörigkeit des Informanten zu der jeweiligen Gruppe:

„Die wahrgenommene Gültigkeit von Informationen ist immer eine Funktion aus sozialen und Beziehungsfaktoren wie der wahrgenommen Quelle einer Botschaft, dem Ausmaß, in dem diese über einvernehmlichen Rückhalt verfügt, und dem Ausmaß, in dem die Zielgruppe die Quelle als positive Referenzgruppe definiert, also inwieweit Übereinstimmung mit den Normen der Eigengruppe gegeben ist. Der sogenannte informationelle Einfluss ist nicht nur rein kognitiver Natur, sondern hat auch eine soziale und normative Komponente.

Es gibt tatsächlich keine Möglichkeit, überzeugende oder gültige Informationen unabhängig vom sozialen Kontext, in dem sie erfasst werden, zu definieren. Die gleiche Information, die eine Gruppe überzeugt, wird eine andere nicht überzeugen.

Der Experte einer Gruppe ist der Spinner einer anderen. Man akzeptiert den Einfluss von Experten nicht aufgrund der Informationen, die sie geben (wenn man selbst kein Experte ist, wie soll man deren Qualität beurteilen können?), sondern erkennt Informationen als gültig an, weil die Informationsgeber als Experten gelten (Moscovici, 1976)" [aus Turner (2005)]

Da autistische Kinder und Jugendliche sich in aller Regel nicht gruppenkonform verhalten, also nicht das erwartete Verhalten zeigen, wird ihnen häufig – und das zu unrecht – eine Intelligenzminderung unterstellt.

Praxisbeispiel: Sebastian, 6 Jahre, „fight-Typ":
Sebastian hatte nicht nur eine diagnostizierte Intelligenzminderung, sondern bekam auch aus der Kita nur negtives Feedback. Bei uns im Solidar Hotel war er beim ersten Aufenthalt am Anfang zwar sehr aktiv, explorierte das ganze Haus und zeigte auch deutlich Aggressionen u.a. gegen seine jüngere Schwester. Seine Aufmerksamkeitsspanne dauerte nur wenige Sekunden. Von einer Intelligenzminderung konnten wir jedoch nichts bemerken. So war er z.B. wiesel-flink im Bedienen von (gerne auch fremden) Mobiltelefonen. Probleme mit der deutschen Sprache ließen sich auf die Zweisprachigkeit der Familie zurückführen.

Nach einigen Tagen war Sebastian wesentlich ruhiger und konnte sich auch längere Zeit z.B. mit Rechenaufgaben beschäftigen.

Beim zweiten Besuch bei uns war Sebastian insgesamt viel ruhiger, zeigte auch kaum noch Aggressionen …

Nach der Erfahrung, wie „normal" ihr Kind bei uns im Solidar Hotel sein konnte, hatte sie erfolgreich bei der Kita bezüglich einer neutraleren Sichtweise des Verhaltens von Sebastian interveniert.

3.3   Exploration wird nicht verstanden.

Es wurde ja bereits dargelegt, dass Exploration ein normaler Bestandteil menschlicher Verhaltensmuster ist. Und auch die Wichtigkeit insbesondere für die „fight"-Kinder wurde dargestellt.

Wird die Exploration nicht als für den Autisten notwendig verstanden und auch nicht zum Aufbau einer Beziehung genutzt, kommt es zu unnötigen Problemen.

Praxisbeispiel:

Es braucht teilweise einige Anläufe, bis wir im Solidar Hotel die Eltern von autistischen Kindern davon überzeugen können, dass deren Explorationsverhalten bei uns im Haus nicht nur erlaubt, sondern geradezu erwünscht ist. Werden Anfangs noch die autistischen Kinder von den Eltern oder Geschwistern „eingefangen", so kommt es dann durch die positive Nutzung des Explorationsverhaltens schnell zu positiven Verhaltensänderungen, bei den autistischen Kindern wie auch den Eltern. Die Kinder besuchen uns z.B. in der Küche, verlassen diese aber auch, wenn wir sie dazu auffordern. Kinder, die sich sonst kaum von den Eltern lösen, bewegen sich dann frei im Haus und spielen mit anderen Kindern.

3.4 Teile einer adäquaten Entwicklung werden als Autismus typisch verstanden.

Es wurde zwar bereits erwähnt, aber man kann nicht genug darauf hinweisen, dass auch Autisten die normalen Phasen einer Entwicklung durchlaufen, wenn auch vielleicht verzögert, und somit auch Trotz- und Pöbel-Phasen haben. Werden diese als Autismus typisch abgetan und nicht die Grenzen und Regeln des sozialen Miteinanders aufgezeigt, kommt es erst in der Folge zu Problemen.

3.5 Teile einer gestörten Entwicklung werden als Autismus typisch verstanden.

Weil herausforderndes Verhalten Grundbestandteil der (bis heute falschen) Diagnosekriterien ist, heißt es schnell „Der/die ist halt so". Dass das herausfordernde Verhalten aber nur Symptom einer therapierbaren (im Sinne einer pädagogischen oder psychologischen Intervention) Störung der Entwicklung sein kann, wird so übersehen. Auch wird der Autist dadurch jeglicher Kritik und Korrektur seines Verhaltens entzogen. Doch insbesondere Kritik, aber natürlich auch Lob, wäre wichtig sowohl für die Orientierung als auch Entwicklung.

VI. URSACHEN FÜR HERAUS-FORDERNDES VERHALTEN

Die Möglichkeiten für herausforderndes Verhalten sind so vielfältig, dass diese aufzuzählen weder sinnvoll noch möglich ist.
Wichtiger ist es, die verschiedenen Ursachen zu unterscheiden. Denn nur dann kann man entsprechende Interventionen erfolgreich durchführen.

1   Adäquate Entwicklung

Zum einen kann als herausfordernd etikettiertes Verhalten auch als Teil einer normalen Entwicklung auftreten.
Bei neurotypischen Kindern und Jugendlichen würde man dies allerdings nicht als herausfordernd bezeichnen.
Dass Autisten sowohl eine entwicklungsdynamische Sicht bisher verweigert, als auch Autismus als Krankheit definiert wurde, ließ bisher übersehen, dass auch autistische Kinder und Jugendliche durchaus einem normalen Entwicklungsverlauf folgen können. In diesem Entwicklungsverlauf kann es dann auch zu ent-sprechenden (herausfordernden) Verhaltensweisen kommen.

1.1 Pöbeln

Das „Pöbeln" soll hier als Synonym stehen für das als
Teil einer normalen Entwicklung notwendige Explorieren
sozialer Regeln, Strukturen und Grenzen. Es hat die Form
einer deutlich gestellten Frage an die Umwelt „Darf ich
das, wie weit kann ich gehen?"

Intervention
Autistischen Kindern und Jugendlichen fehlt die
unbewusste Orientierung an verschiedenen Gruppen – es
fehlt der Autopilot. Von daher ist zu erwarten, dass die
„Frage" nach den Regeln und Grenzen deutlicher und
häufiger gestellt wird. Ein zentraler und häufiger Fehler
ist es, dieses normale Verhalten als autismustypisch
anzusehen und zu ignorieren. Das klare Aufzeigen von
Regeln und Grenzen sowie das Maß-regeln von
Aggression und Exploration ist jedoch für Autisten
besonders wichtig.
Je schneller und klarer die soziale Struktur und ihre
Grenzen aufgezeigt werden, umso besser.
Denn Grenzen schränken nicht nur ein, sie geben auch
Sicherheit und Orientierung! Ein Kind, dem keine
Grenzen aufgezeigt werden, ist zudem mit seiner (falsch
verstandenen) Rolle als „Chef" komplett überfordert.

Im Solidar Hotel sehen wir immer wieder autistische
Kinder und auch Jugendliche, teilweise auch mutistische,
die schon im Alter von 5 oder 6 Jahren die gesamte
Familie fest im Griff haben. Sie haben ihren eigenen
Hofstaat, ihr eigenes Gefolge. Die normale Orientierung
der Kinder an den Eltern ist umgedreht – die Eltern
orientieren sich statt dessen komplett am Kind.

Durch das Tolerieren der „normalen" Pöbeleien können
dann herausfordernde Verhaltensweisen aufgrund einer
gestörten Entwicklung (z.B. von Impulskontrolle,
Frustrationstoleranz ...) entstehen.

**Aufgrund des fehlenden Autopiloten brauchen
Autisten ganz besonders klare Grenzen!**

2 Gestörte oder verzögerte Entwicklung

Neben Verhaltensweisen, die Teil einer adäquaten Entwicklung sind, kommen bei Autisten herausfordernde
Verhaltensweisen aufgrund einer gestörten oder
verzögerten Entwicklung vor.

Wichtig für das Verständnis und damit eine Intervention
ist die Klärung der Ursachen für das herausfordernde
Verhalten. Dies einfach als autismustypisch anzusehen
führt in die Irre und kann letztlich zu einer Verstärkung
des herausfordernden Verhaltens führen!

Autisten mit Diagnose benötigen in jedem Fall eine therapeutische Unterstützung, ist doch die Diagnose Ausdruck für eine gestörte Entwicklung. Ziel sollte also immer die Wiederherstellung einer weitgehend normalen sozialen Interaktion als Grundlage für eine normale, vor allem auch sozio-emotionale Entwicklung sein.

2.1   Intervention – Grundsätzliches

Kommt es zu herausforderndem Verhalten, dann sind zwei Dinge zu berücksichtigen:
Zum einen sind es vor allem Angst und Stress, die die Auslöser für das heraufordernde Verhalten sind.
Als Grundlage jeglicher Intervention ist somit die Reduzierung von Angst und Stress unabdingbar.
Zum anderen ist herausforderndes Verhalten, wenn es nicht Teil einer adäquaten Entwicklung ist, immer die Folge einer bereits länger anhaltenden Entwicklungsstörung. Wie schon in „Autismus – Sexualität – Partnerschaft" [Schmidt, B.J.; Döhler, C.; Döhler, D. (2017)] beschrieben, ist eine Intervention, die nur das augenblickliche Problem beseitigen möchte und die dahinterstehende Störung der Entwicklung ignoriert, zu kurz gegriffen. Deshalb sollte man insbesondere bei selbst- oder fremdgefährdendem Verhalten unterscheiden zwischen einer

1. akuten Aktion, um dieses Verhalten zu unterbinden, und
2. einer Intervention, um mögliche Ursachen für die
   Störung der Entwicklung zu beseitigen und die
   betroffenen Teile der Entwicklung nachzuholen.

Natürlich hält man das Kind davon ab, sich den Kopf an
der Wand blutig zu schlagen – aber das ist eine akute
Aktion, um die Gefährdung abzuwenden, und keine
Intervention im Sinne einer pädagogisch-psycholo-
gischen Maßnahme.

2.2 Aufmerksamkeit

Wie schon in „Autismus und Hund" [Schmidt, B.J.
(2017/2)] beschrieben, fokussieren viele Familien zum
einen ihr Tun komplett auf das autistische Kind. Und zum
anderen auf dessen Defizite und negativen Verhaltensweisen. Positive Verhaltensweisen des autistischen
Kindes werden dagegen entweder kaum wahrgenommen
oder dem Kind nicht durch Lob als solche zurückge-
meldet. Aber alle Kinder brauchen Lob, und das nicht nur
zur Orientierung, sondern auch um sich als wertvoll und
erwünscht wahrnehmen zu können.
Durch die einseitigen Fokussierungen dagegen lernt das
autistische Kind zum einen, dass es immer im Mittel-
punkt steht, und zum anderen, dass es besonders dann die

volle Aufmerksamkeit bekommt, wenn es sich herausfordernd verhält.

In Kombination mit dem Fehlen von Grenzen, weil diese nicht gesetzt wurden und werden, kann dann die Entwicklung so eskalieren, dass Eltern überlegen, einen „time out room" im eigenen Haus zu installieren, der aber eigentlich ein „panic room" ist, weil man sich den Aggressionen des heranwachsenden Autisten nicht mehr gewachsen sieht.

Intervention

Letztlich ist ein Lernprozess vor allem bei Eltern oder Betreuern notwendig, die Fokussierungen zu verschieben und deutlich die Regeln und Grenzen für Sozialverhalten aufzuzeigen.

Bei den Besuchen der Hundeschule von Sylvia Ulrich haben wir hier gute Ergebnisse erzielen können, die leider aber nicht immer von den Eltern auf Dauer etabliert werden konnten.

Durch die Beschäftigung mit den Hunden wurde zum einen der Fokus vom autistischen Kind abgelenkt, zum anderen wurde durch die Arbeit mit den Hunden die Wichtigkeit des Lobens und Belohnens als Orientierungsmöglichkeit durch die Eltern realisiert.

2.3   Probleme mit

Die Vielzahl der bisher dargestellten Schwierigkeit wie dem fehlenden Autopilot, Fehlinterpretationen des Verhaltens z.B. als autismustypisch und Irrtümern können dann als Folge zu einer gestörten sozio-emotionalen Entwicklung und damit zu Auslösern von herausforderndem Verhalten führen.

2.3.a   Impulskontrolle

Der Autist hat nicht gelernt, Impulsen nicht sofort zu folgen, diese also nicht sofort in die Tat umzusetzen. Ein häufiges, und häufig als typisch autistisch angesehenes Problem. Doch natürlich können und sollten auch Autisten den Umgang mit den eigenen Impulsen, seien diese aggressiv oder nicht (!), lernen.

2.3.b   Frustrationstoleranz

Für das Fehlen von Frustrationstoleranz gilt im Wesentliche das gleiche wie für die Impulskontrolle. Aus der Kombination von fehlender Frustrationstoleranz mit gleichzeitig fehlender Impulskontrolle entwickelt sich ein „explosives" Gemisch. Auch Frustrationstoleranz können und sollten Autisten lernen. Sie werden dies aber nicht, wenn die Eltern, wie wir immer wieder beobachten können, schon im vorauseilenden Gehorsam die noch gar nicht geäußerten Wünsche der autistischen Kinder erfüllen.

2.3.c   Emotionsregulation

Auch wenn Impulskontrolle und Frustrationstoleranz wichtige Anteile der Emotionsregulation sind, so geht diese doch darüber hinaus.

Die Fähigkeit zur Regulation von Emotionen hängt zum einen stark vom Selbstwertgefühl ab und entstehen durch die Teilnahme an Gruppen [Schmidt, B.J. (2015/2)].

Zum anderen wird die Art und Ausprägung einer Emotion zu einem Ereignis, wie schon erwähnt, in einem kultur-historischen Kontext, also auch durch Gruppenteilnahme, gelernt. Die irrtümliche „Theorie", Autisten hätten keine Gefühle, ist falsch. Häufig werden nur die kultur-spezifisch definierten Regeln für das Zeigen der eigenen Emotionen nicht gelernt.

Interventionen

Impulskontrolle, Frustrationstoleranz und auch Flexibilität müssen gelernt werden. Zum einen sollten deshalb auch Autisten die gesellschaftlichen Grenzen und

Regeln aufgezeigt werden.

Da häufig nur die sozio-emotionale, aber nicht die kognitive Entwicklung betroffen ist, geht dies ab einem gewissen Alter auch als Appell an die Vernunft.

Praxisbeispiel: Franz, 12-jähriger Asperger

Alles wurde sofort von Franz negativ kommentiert. Der Goldene Stern wäre kein richtiges Hotel, das Essen wäre nicht so wie von ihm erwartet … Letztlich ein andauernder Angriff auf alles und jeden.

Nach seinen Plänen für die Zukunft befragt, äußerte Franz, dass er mit einem entsprechenden Kredit eine Firma gründen und dann reich werden würde.

Auf meine dann folgende Frage, ob er denn glauben würde, dass ihm bei seinem Verhalten überhaupt jemand einen Kredit geben würde, setzten nicht nur Denk- sondern auch Lernprozesse ein.

Zum anderen ist auch hier die soziale Interaktion, also u.a. die Teilnahme an verschiedenen Gruppen, notwendige Voraussetzung für das Erlernen sozialer Interaktion! Die Idee, autistische Kinder auf Online-Schulen zu schicken, ist zwar auf den ersten Blick verständlich. Doch Schulen dienen nicht nur der Wissensvermittlung, sondern sind vor allem Orte der sozialen Interaktion!

2.4   Als Reaktion

Man kann nicht oft genug darauf hinweisen und dafür sensibilisieren, dass Autisten ein sehr großes, leider weit überdurschnittliches Risiko haben, Opfer von Mobbing, körperlicher wie auch sexueller Gewalt und Ausbeutung zu werden. [Schmidt, B.J. (2016/2)], [Schmidt, B.J.; Döhler, C.; Döhler, D. (2017)].
Zeigt ein Autist herausforderndes Verhalten, so sollte in jedem Fall in Betracht gezogen werden, dass dies eine Reaktion auf die o.g. Risiken ist.

Interventionen
Die wichtigste Intervention ist hier die Vorbeugung!
Es sollte erst gar nicht zu solchen Gewaltakten gegen Autisten kommen. Eine entsprechende Sensibilität ist hier notwendig, wenn auch nicht immer ganz einfach.
Denn auch in Betreuungseinrichtungen, Schulen etc. kann Mobbing und Gewalt auch von den Betreuern, Lehrern etc. ausgehen. Die Folgen für das Opfer sind in aller Regel verheerend.
Bei einem akuten Geschehen ist dieses natürlich zu unterbinden. Zurückliegende Gewalterfahrungen dagegen sollten psychotherapeutisch aufgearbeitet werden.

2.5   Overload / Melt down

Am Enstehen eines Meltdowns, des Versagens der
Regulationsmechanismen mit der Folge von z.B.
Schreien, Schlagen, Spucken ... sind drei Komponenten
beteiligt.

Zum einen sind es die „fest verdrahteten", also Hypersensibilität und Reizfilterschwäche.

Zum zweiten ist es die sensorische Integration, die durch
Lernprozesse die Sinnesreize einordnet und so verständlich macht und den Umgang mit diesen trainiert.

Zum dritten brauchen Autisten sowohl aufgrund des
fehlenden Autopiloten als auch der Reizfilterschwäche
viel Energie, um die notwendigen Regulationsmechanismen aufrecht zu halten.

Wenn entweder die Reizflut zu stark ist, die sensorische
Integration nicht vollzogen wurde oder einfach die
benötigte Energie fehlt, kann es zum Zusammenbruch der
Regulation kommen. Herauforderndes Verhalten ist dann
eine mögliche Folge.

Interventionen

Zum einen steigt die sensorische Sensibilität gemeinsam
mit dem Stress-Niveau. Gerät der Körper in den Kampf-
oder-Flucht-Modus, werden die Sinne noch stärker

sensibilisiert, um mögliche Gefahren rechtzeitig zu erkennen. Von daher ist die Reduzierung von Angst und Stress, wie immer, ein wichtiger Teil der Intervention. Zum anderen verbrauchen sowohl die notwendige aktive Orientierung als auch das aktive Herausfiltern störender Geräusche (die automatischen Reizfilter fehlen ja oder sind nur schwach ausgeprägt) viel Energie. Reicht diese Energie nicht mehr aus, kommt es zum Zusammenbruch der Regulationsmechanismen.

Weiterhin wird auch sensorische Integration gelernt. Autisten permanent mit Sonnenbrille und Gehörschutz zu versehen, beraubt sie der Möglichkeit, den Umgang mit, möglicher Weise auch unangenehmen, Reizen zu lernen. Dieses Erlernen der sensorischen Integration sollte natürlich in einer, die Belastungsgrenze nur wenig oder kurz überschreitenden Belastungsbalance stattfinden. Hier wiederum haben entsprechende Hilfsmittel ihre Berechtigung, um eine Überlastung zu vermeiden und dem Autisten Sicherheit zu geben.

Aus den oben genannten Gründen sind z.B. in der Schule Rückzugsmöglichkeiten wichtig, die Autisten bei Bedarf aufsuchen können.

2.6   Dissoziative Entwicklung

Um eine dissoziative Entwicklung bzw. Persönlichkeitsstruktur handelt es sich, wenn, was bei Autisten leider
nicht selten ist, die kognitive und physische Entwicklung
(das Alter) zwar zusammen passen, die sozio-emotionale
Entwicklung aber auf einer früheren Stufe, z.b. aufgrund
einer Traumatisierung, stehen geblieben ist [Schmidt,
B.J.; Ganz, A. (2016)].
Die weiteren, das Erwachsen werden begleitenden Lernprozesse bezüglich sozialer Interaktion fanden in der
Folge nicht statt.
Man hat es dann mit Menschen zu tun, die sich zwar
intellektuell wie ein (junger) Erwachsener verhalten, aber
sozio-emotional wie ein (trotziges) Kind reagieren und
teilweise herausforderndes Verhalten zeigen.
Einer der wesentlichen Nachteile des bisherigen rein
phänomenologisch-deskriptiven „Verstehens" von
Autismus ist, dass auch die dissoziative Persönlichkeitsstruktur mit Autismus gleichgesetzt wurde und noch
wird. So sehr man die kognitive Entwicklung von
Autisten zu fördern versucht hat – so sehr wurde die
Bedeutung der sozio-emotionalen Entwicklung sowie
mögliche Risiken und Hürden für diese übersehen.

Interventionen

Auch hier ist die Vorbeugung, wie schon bei herausforderndem Verhalten als Reaktion auf Gewalt und Mißbrauch, die beste Intervention.

Es bedarf einer Änderung der Fokussierung weg von der kognitiven Entwicklung, die bei Autisten häufig nicht betroffen ist, hin zur Beachtung der sozio-emotionalen Entwicklung.

Den „Hürden" in der Entwicklung, z.B. durch die Veränderung der Bezugspersonen und des sozialen Umfelds, sei es durch Entwicklung oder äußere Faktoren wie Kindergarten und Einschulung, ist besondere Aufmerksamkeit zu schenken [Ganz, A.; Schmidt, B.J. (2016)].

Liegt bereits eine dissoziative Persönlichkeitsstruktur vor, so sind zum einen eine therapeutische Nachreifung als auch Soziales Kompetenztraining empfohlen [Schmidt, B.J.; Ganz, A. (2016)].

VII.   RÜCKBLICK

Betrachten wir zum Schluss noch einmal die am Anfang zitierte Liste des herausfordernden Verhaltens unter den neuen Perspektiven.

Weglaufen, ist in aller Regel nur ein Laufen, um Spannungen und Stress zu reduzieren.

Sich schlagen, kratzen, beißen, sind autoaggressive Verhaltensweisen, vor allem bei Kindern vom „Flucht"-Typ. Auch diese Verhaltensweisen dienen dem Abbau von Angst und Stress. Unterscheiden muss man die akute Aktion zum Unterbinden der Selbstgefährdung und eine langfristige pädagogisch-psychologische Intervention.

soziales Desinteresse,
nicht sprechen,
Rückzug durch Selbststimulation,
Diese Verhaltensweisen zeigen häufig autistische Kinder vom „Flucht"-Typ, die sich vor einer als bedrohlich und unverständlich empfunden Welt von dieser zurück gezogen haben. Die Folge des Rückzugs von sozialer Interaktion ist dann die Störung der weiteren sozio-emotionalen Entwicklung.

Störung des Tag-/Nachtrhythmus
Der Tag/Nachtrhythmus ist als Teil der Entwicklung der Homöostase auch abhängig von einer erfolgreichen Orientierung an der sozialen Umwelt.

Drohen, bespucken, beißen, kratzen, schlagen.
Diese Verhaltensweisen finden sich vor allem bei den „Kampf"-Kindern und können Teil einer normalen wie auch gestörten Entwicklung sein.

Stereotyper Umgang mit Gegenständen.
Dieser erzeugt eine eigene, als sicher empfundene Welt, und verdrängt die als unsicher und bedrohlich empfundene soziale Welt.

Lautieren
Kann Selbststimulation mit dem Ziel des Stressabbaus, aber auch das Schaffen einer eigenen akkustischen Welt gegen die als unverständlich wahrgenommen äußere Welt sein.

Rigides Beharren auf Routine.
Findet sich nicht nur bei Autisten, sondern auch bei „normalen" Gruppen, und dient der Angstvermeidung.

In fremde Räume eindringen, keine Distanz halten, etc.
Ist häufig Ausdruck des starken Explorationsdrangs von
„fight"-Kindern und kann dann als Möglichkeit zum
Aufbau sozialer Interaktion genutzt werden.

• *die als psychisch bedingt erlebt werden*
- Angst, Depression, Hyperaktivität, Autismus oder
Psychosen, aber auch Selbst- und Autoaggression, etc.
- zwanghafter Umgang mit Gegenständen
Autismus gehört in diese Aufzählung nicht hinein, da
Autismus keine (psychische) Krankheit ist, sondern eine
Vulnerabilität. Im Gegenteil ist es wichtig zu sehen, dass
auch Autisten psychische Erkrankungen entwickeln
können, ja das Risiko sogar besonders hoch ist.
Es fehlt in der Aufzählung zudem noch die sich bei
Autisten häufig findende dissoziative Persönlichkeits-
struktur.
[Fett-kursiv gedruckte Texteile stammen aus: Wege zur Teilhabe –
Herausforderndes Verhalten von Menschen mit Behinderungen.
Handreichung des Lebenshilfe-Landesverbandes Bayern 2017]

LITERATURVERZEICHNIS

Dykema, Ravi (2006):
"Don't talk to me now, I'm scanning for danger"
How your nervous system sabotages your ability to relate
An interview with Stephen Porges about his polyvagal
theory.
NEXUS March/April 2006

Ganz, Andreas; Schmidt, Bernhard J. (2016):
Klartext kompakt.
Frühkindlicher Autismus: Verstehen = Helfen.
1. Aufl. Norderstedt: Books on Demand.

Menzies Lyth, Isabel (1960): Social Systems as a Defense
Against Anxiety. An Empirical Study of the Nursing
Service of a General Hospital.
In: Human Relations (13), S. 95–121.

Schmidt, Bernhard J. (2015/1):
Autist und Gesellschaft - Ein zorniger
Perspektivenwechsel. Band 1: Autismus verstehen.
1. Aufl. Norderstedt: Books on Demand.

Schmidt, Bernhard J. (2015/2):
Autist und Gesellschaft - Ein zorniger
Perspektivenwechsel. Band 2: Hilfen für Autisten?
1. Aufl. Norderstedt: Books on Demand.

Schmidt, Bernhard J. (2015/3):
Klartext kompakt. Das Asperger Syndrom - für Eltern.
1. Aufl. Norderstedt: Books on Demand.

Schmidt, Bernhard J. (2015/4):
Klartext kompakt. Das Asperger Syndrom - für Lehrer.
1. Aufl. Norderstedt: Books on Demand.

Schmidt, Bernhard J. (2016/1):
Klartext kompakt. Das Asperger Syndrom - für
Schulbegleiter. Norderstedt: Books on Demand.

Schmidt, Bernhard J. (2016/2):
Klartext kompakt. Das Asperger Syndrom - Zwischen
Mobbing und Inklusion.
1. Auflage. Norderstedt: Books on Demand.

Schmidt, Bernhard J. (2017/1):
Autismus und der Kühlschrankmutter Mythos: Eine
Rehabilitierung Bruno Bettelheims
1. Auflage. Norderstedt: Books on Demand.

Schmidt, Bernhard J. (2017/2):
Praxis kompakt: Autismus und Hund
1. Auflage. Norderstedt: Books on Demand.

Schmidt, B. J.; Döhler, C.; Döhler, D. (2017): Autismus –
Sexualität – Partnerschaft
1. Auflage. Norderstedt: Books on Demand

Schmidt, Bernhard J.; Ganz, Andreas (2016):
Klartext kompakt. Das Asperger Syndrom - nicht nur für
Psychotherapeuten.
1. Auflage. Norderstedt: Books on Demand

Smith, Peter B.; Bond, Michael Harris (1998):
Social psychology across cultures. 2. Aufl. Harlow [u.a.],
Harlow [u.a.]: Prentice Hall Europe.

Turner, John C. (2005): Explaining the nature of power: a
three-process theory. In: Eur. J. Soc. Psychol. 35 (1), S.
1–22. DOI: 10.1002/ejsp.244.